AF501024

Prix 1,25

V. DUPONT
Médecin Stagiaire au Val-de-Grâce.

Morphologie normale et pathologique de l'Endothélium amniotique

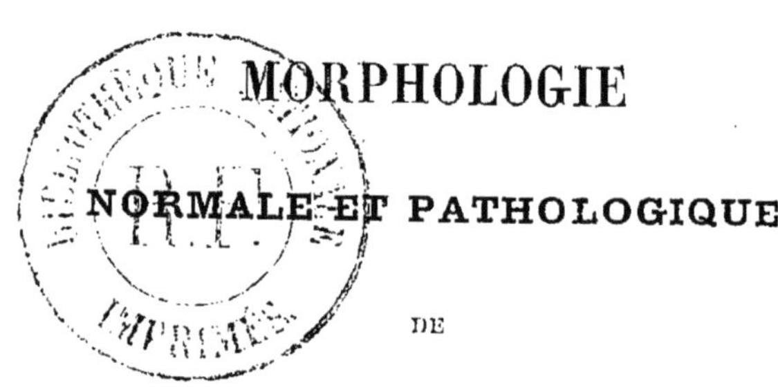

MORPHOLOGIE

NORMALE ET PATHOLOGIQUE

DE

L'ENDOTHÉLIUM AMNIOTIQUE

MORPHOLOGIE

NORMALE ET PATHOLOGIQUE

DE

L'ENDOTHÉLIUM

AMNIOTIQUE

PAR

Le Dr Victor DUPONT

Médecin Stagiaire au Val-de-Grâce.

LYON

A. REY & Cie, IMPRIMEURS-ÉDITEURS DE L'UNIVERSITÉ

4, RUE GENTIL, 4

—

1903

A la Mémoire douloureuse

DE MON PÈRE

A MA GRAND'MERE

A MA MÈRE

A MES PARENTS

A mon Président de Thèse

MONSIEUR LE PROFESSEUR WEILL

Professeur de Clinique médicale infantile.

A MONSIEUR LE PROFESSEUR-AGRÉGÉ FABRE

INTRODUCTION

Lorsqu'on parcourt les ouvrages classiques français d'obstétrique, on est frappé de la description brève et succincte qui est consacrée à la structure de la membrane amniotique. Quelques mots suffisent d'ordinaire pour la caractériser.

On lit dans Chantruil et Tarnier. « La tunique interne (de l'amnios) est formée de cellules pavimenteuses. »

Nous trouvons à la page 178 du Manuel de Charpentier : « L'amnios comprend une couche épithéliale formée d'une seule assise de cellules plates. On n'y trouve pas les stomates décrites par Winckler. »

Ribemont Dessaigne n'insiste guère plus : La face libre (de l'amnios) est recouverte, dit-il, par une couche unique de cellules épithéliales à forme polyédrique renfermant un gros noyau et un nucléole.

A côté de cela deux auteurs seulement, par des reproductions photographiques, font naître en nous une idée à peu près nette sur la nature de cet épithélium. C'est Varnier dans sa *Pratique des Accouchements* et M. Fabre dans son *Atlas sur l'Anatomie de la Grossesse*.

A l'étranger, chez les classiques, les détails n'abondent guère plus. Ahlfed ne s'occupe que du développement de l'amnios et ne dit rien de sa structure.

Von Winckel dans son traité récemment paru est très bref « L'amnios est formé d'un épithélium ectoblastique fortement aplati. Les noyaux sont ronds ou ovales. A la fin de la grossesse, il peut se faire que la couche épithéliale devienne cylindrique ou cubique, les cellules restant toujours disposées sur une seule couche.

De cet aperçu rapide on peut dire que, d'une façon générale, les auteurs se contentent de dire que l'amnios est formé d'une seule assise de cellules épithéliales.

Il ne faudrait pas cependant en déduire que la membrane amniotique n'a pas donné lieu à d'autres recherches. Elles sont au contraire nombreuses, mais la plupart restent ignorées, éparses ; elles sont dans des publications très spéciales. C'est à celles-ci qu'il faut s'adresser pour savoir à la suite de quelle évolution les auteurs ont été amenés à étudier d'une façon très approfondie la structure de la membrane la plus interne de l'œuf.

A cet aperçu très général sur l'historique de la question, nous consacrerons le premier chapitre de notre travail. Un court chapitre intermédiaire nous permettra d'exposer en quelques lignes le manuel expérimental que vous avez suivi. Dans un troisième reprenant la question d'une façon plus précise, nous décrirons la morphologie si riche et si complexe de la membrane endothéliale normale. Dans les quatrième et cinquième chapitres, nous exposerons les modifications qui peuvent être apportées dans l'état de cette membrane par les divers états pathologiques : albuminurie, syphilis.

Mais dès les premières lignes de cet travail, nous voudrions poser nettement le but que nous avons poursuivi.

En premier lieu, pour faire une étude complète et pour tirer des conséquences intéressantes des différents aspects morphologiques, il aurait fallu s'adresser dans la série animale aux membranes des principaux vertébrés amniotiques. Peut-être aurions-nous trouvé dans ces recherches la solution d'un grand nombre de questions qui restent encore non élucidées.

En second lieu, nous laisserons entièrement de côté la question des caroncules de Müller, des villosités amniotiques d'Ahlfeld, ainsi que les différents aspects que peut revêtir la membrane amniotique sur le cordon ombilical.

Enfin nous passerons volontairement sous silence la question si controversée de la couche sous-jacente à l'amnios.

Nous nous bornerons à étudier *chez la femme à terme* la membrane amniotique *en tant que paroi de la cavité, indépendamment de son substratum* et *de sa réflexion sur le cordon*. Le temps trop limité ne nous a pas permis de faire de plus amples recherches.

Toutefois nous serons heureux si les conclusions auxquelles nous sommes parvenu répondent au but que nous avait proposé M. le professeur agrégé Fabre quand il nous donna l'idée première de ce travail. S'il nous est arrivé par instants de faillir à notre tâche, qu'il veuille bien accuser notre jeunesse en anatomie pathologique et non notre bonne volonté.

Nous le prions de croire à notre très vive reconnaissance pour l'accueil que nous reçûmes toujours auprès de lui.

A nos débuts dans la médecine, M. le Dr Pic professeur agrégé nous montra une extrême bienveillance. Nous n'oublierons jamais l'obligeance avec laquelle il se mit à notre disposition pour nous faciliter les premiers pas. Qu'il soit assuré que nous attacherons toujours à son nom un souvenir reconnaissant.

Auprès de M. Regaud, professeur agrégé de la Faculté, nous reçûmes toujours l'accueil le meilleur chaque fois que nous allâmes réclamer l'appui de ses conseils. Nous le prions d'agréer ici l'expression de notre reconnaissance respectueuse.

M. le professeur Weill, dont nous avons suivi pendant une année l'enseignement si fécond veut bien nous faire aujourd'hui l'honneur d'accepter la présidence de notre thèse. Nous l'en remercions respectueusement.

MORPHOLOGIE

NORMALE ET PATHOLOGIQUE

DE

L'ENDOTHÉLIUM AMNIOTIQUE

CHAPITRE PREMIER

HISTORIQUE

C'est vers la moitié du siècle dernier que, pour la première fois dans la littérature scientifique, on enregistre le résultat de recherches sur la structure de la membrane amniotique. Ces travaux portent d'abord uniquement sur la nature de l'épithélium. Est-ce un épithélium plat? Est-ce un épithélium cubique? Est-ce un épithélium cylindrique qui sert de limites à la cavité amniotique. Voilà les questions que, dès le début, se sont posées les auteurs.

C'est Dohrn [1] qui parle le premier d'épithélium pavimenteux, puis Winogradow [2] à peu près à la même époque qui prétend que les cellules de la membrane amniotique sont cylindriques. Sechröder, dans la 11e édition de son ouvrage, confirme cette assertion qu'il combattra plus tard dans sa 12e édition. Veit [3] repousse

[1] Dohrn, *Monatschrift für Gebürtskunde*, t. XXVI, p. 116.

[2] Winogradow, *Wirchows Archiv*, t. LIV.

[3] Veit, *In Lehrbuch von Müller*.

cette manière de voir et affirme au contraire l'existence d'un épithélium cubique. Kölliker [1] puis Dohrn, qui reprend l'étude de la question, se rallient à cette opinion. Anna Hotz [2], quelques annés plus tard, déclare que, d'après elle, l'épithélium est à peu près partout cylindrique, sauf du côté libre du pôle de l'œuf où il existe un épithélium plat. Cependant la question ne semble pas encore définitivement tranchée. En 1894, Lange [3] entreprend de nouvelles recherches qui confirment les résultats de A. Hotz. Ferrari de Venise [4], revenant à l'opinion de Winogradow, conclut à l'existence d'un épithélium cylindrique.

Mais les auteurs ne se laissent pas entièrement obnubiler par cette discussion. Parallèlement à elle se poursuivent de nouvelles recherches.

La riche morphologie cellulaire frappe de bonne heure les histologistes. En 1847, Müller [5] signale l'existence de grandes cellules dont la substance protoplasmique étalée sur une vaste étendue contraste singulièrement avec les cellules qui forment la charpente normale de l'amnios. Après lui Winckler [6] les con-

[1] Kölliker, *Entwicklüng des Menschen und der Thieren.*

[2] A. Hotz, Uber das Epithel des Amnion *(Inaugural Dissertation*, Bonn, 1877.*)*

[3] Lange, *Zeitschrift fur Geburtshulfe und Gynœkologie*, 1894, p. 94 et seq.

[4] Ferrari, *Sulla amnios umano (Sezione Biologica*, 1895, Fasc. 1.)

[5] Müller, *Uber den Baù der Molen*, Wurzburg, 1847.

[6] Winkler, *Textur, Structur und Zelleben in den Adnexen des Menschlichen Eis*, Iena, 1870.

state à son tour, puis Kölliker et A. Hotz [1], Ahlfed [2] vient ajouter une nouvelle observation en signalant dans la membrane amniotique une disposition spéciale de cellules qu'il dit n'avoir trouvé signalée nulle part.

Jusqu'ici les recherches étaient restées sans lieu commun, si bien qu'en 1894 dans le travail d'ensemble qu'il fit paraître sur la question, Lange *(loc. cit)* put sembler ignorer les recherches parues une dizaine d'années auparavant. Il parle à son tour de cellules allongées, de forme bizarre disposées en groupes très denses et affectant deux ordonnances spéciales : radiation suivant un axe, radiation suivant un centre ; aspects dont Ferrari confirme la présence l'année suivante *(l. c.)*.

Enfin dès 1865 Hüter [3] remarque à la surface de l'amnios des espaces lacunaires blanchâtres. Successivement Koster [4] sur le cordon ombilical observe les mêmes formes, puis Winkler, Winogradow, Kölliker les retrouvent sur la membrane, pendant qu'Ahlfeld signale, outre ces espaces de couleur claire, de grands amas fortement colorés en noir par le nitrate d'argent.

Des discussions très longues s'engagent à ce moment pour chercher à donner une explication sur la nature de ces cavités. Les opinions sont presque aussi nombreuses que les auteurs qui ont fait des recherches dans ce sens. Beaucoup ne veulent y voir que des stomates,

[1] Hotz, *loc. cit*, p. 322.

[2] Ahlfeld, *Bericht und Arbeiten*, 1883-84, p. 17, t. II.

[3] Hüter, *Centralblatt fur Gynækologie*, 1865, p. 641.

[4] Köster, *Ueber die feinere Structur der menschlischen Nabelschnur.* Dissertation, Würzburg, 1866.

points terminaux de canalicules lymphatiques situés dans la couche sous-jacente.

Dès lors une question se pose. Si vraiment ces cavités sont les ouvertures de canaux, ne peut-on en constater la présence? C'est à ces recherches que Jungbluth[1], Levison[2], Lange[3], ont consacré de nombreux travaux. La plupart croient à l'existence de voies sous-amniotiques, d'autres les nient.

Voici exposées en peu de mots les phases successives par lesquelles est passée la question de la structure de l'endothélium amniotique.

Mais l'amnios est-il une membrane inerte, sans autonomie et sans vie propre, ou bien possède-t-il des aptitudes spéciales qui vont lui permettre de réagir d'une façon spéciale en présence des diverses actions pathogènes? En d'autres termes, cette membrane va-t-elle subir des modifications spéciales en présence des deux facteurs qui agissent sur la grossesse: l'albumine et la syphilis. Cette dernière surtout dans sa forme la plus fréquente d'évolution, dans l'hydramnios,

Ici, les renseignements que nous fournissent les auteurs sont très brefs. Les modifications possibles de la membrane amniotique dans l'intoxication albuminurique ne semblent pas avoir suscité de recherches. A notre connaissance, aucun travail n'a paru sur la question.

[1] Jungbluth, *Wirchow's Archiv.*, t. VXLIII, p. 523.

[2] Levison, *Bidrag ul Laren and Fœtorodandet och den abnorun Töaöyelse afdelles Mängde*, Copenhague, 1873, et A. f. g., t. IX, p. 517.

[3] Lange, *l. c.*, p. 98,

L'hydramnios a arrêté un peu plus l'observation, mais bien peu cependant, si peu qu'en 1896, Siou [1] pouvait dire : *Nous ne connaissons pas de cas où l'on ait fait l'examen histologique des annexes du fœtus dans l'hydropisie aiguë de l'amnios.* Bard [2] dans sa thèse parue quelques années auparavant signalait lui aussi (p. 167) cette absence d'examen histologique..

C'est à peine si Alhfeld[3], parlant d'un cas dans lequel il a examiné les membranes, nous dit qu'il a trouvé *des bouleversements extraordinaires et une grande prolifération de noyaux*. Viti[4], en 1865, signale l'observation d'un cas sans qu'il puisse, dit-il, tirer de ces considérations particulières des théories générales.

Tel est à peu près l'état actuel des recherches entreprises tant au point de vue de l'histologie normale que de l'anatomie pathologique de l'endothélium amniotique. Nous allons reprendre d'une façon détaillée chacun de de ces résultats exposant les diverses théories émises et mettant en regard les conclusions auxquelles nous ont conduit nos recherches, soit qu'elles corroborent, soit qu'elles contredisent celles déjà entreprises.

[1] Siou, *De l'hydramnios dite aiguë et de son traitement* (Paris, 1895-96, p.25).

[2] Bard, Recherches sur la pathogénie de l'hydramnios. (Thèse Paris, 1881.)

[3] Ahlfeld, *Bericht und Arbeiten*, 1883-84; t. II, p. 110.

[4] Viti. Sulla struttura dell amnios umano (*Boll. di Soc. tra. Cult. d. sç. med. in Siena*, 1885).

CHAPITRE II

TECHNIQUE EXPÉRIMENTALE

Mais avant d'avancer plus loin dans notre sujet, nous dirons quelques mots de la technique que nous avons suivie.

Les divers temps du manuel opératoire peuvent se réduire à trois principaux :

1° Préparation des membranes.

2° Imprégnation au nitrate.

3° Fixation et coloration.

Pour tendre les membranes, les auteurs ont fait construire des tambours spéciaux. Plus simplement, nous nous sommes servis de ronds de serviette ordinaires et d'un anneau de caoutchouc rond servant à maintenir la membrane appliquée sur le cylindre.

La surface des annexes tournée vers la cavité ayant été nettoyée des caillots sanguins qui, après l'accouchement, auraient pu rester adhérents à sa paroi, on sépare à l'une des extrémités des enveloppes l'amnios du chorion sous-jacent. Cette opération est très facile quand l'accouchement est encore récent. Dès que l'un des bords est décollé, avec la main on suit le plan de clivage situé au-dessous de l'amnios, ce qui permet de le séparer entièrement. Cette opération cependant réclame une certaine habitude, car il arrive, surtout dans les cas d'albuminèrie ou d'hydramnios, que la couche de Meola plus abondante que normalement est très adhérente à l'amnios. Aussi ne peut-on alors les détacher que très imparfaitement. L'amnios séparé, on l'étend sur le tambour ou le rond de serviette.

La surface à examiner ainsi préparée, on fait venir sur lui obliquement (pour détruire en partie l'action qui cependant doit être assez forte) le jet d'un courant d'eau distillée. Ce lavage sous pression a pour but de nettoyer mécaniquement la membrane et d'emporter les matières albuminoïdes qui pourraient être encore adhérentes.

Il ne reste plus avec une pipette qu'à arroser la membrane de quelques centimètres cubes d'une solution de nitrate d'argent. On s'arrête quand la surface a pris un aspect blanchâtre. A ce moment, on la reporte sous le jet d'un courant d'eau moins fort que le premier destiné à enlever l'excès de la solution. On expose ensuite le tambour à la lumière solaire la plus vive. Plus la lumière sera éclatante, plus la réduction sera intense et plus rapidement elle se produira. On ne peut pas donner de durée fixe d'exposition à la lumière. Trop de facteurs entrent en jeu pour la faire varier. On reconnaîtra seulement que la réduction est suffisante à la teinte brunâtre que prendra la préparation.

Au sujet du titre de la solution de nitrate à employer, les auteurs sont très divisés.

Ranvier, dans son *Traité d'anatomie microscopique*, conseille d'employer des solutions fortes. Tourneux est partisan au contraire de solutions très peu concentrées

(3 pour 1000), à condition cependant de faire agir plus longtemps le nitrate (une heure environ). Après bien des essais dans nos recherches, nous nous sommes toujours servi d'une solution moyennement faible, 1 pour 500.

L'imprégnation est nette ; le contour des cellules paraît exempt de granulations, de dépôts argentiques qui, s'accumulant de préférence au lieu de réunion de plusieurs cellules, ont pu donner lieu à de fausses interprétations.

La réduction obtenue, il ne reste plus qu'à colorer et monter la préparation. Dans la membrane tendue on découpe un rectangle qu'on porte sur une lame de verre. On fixe à l'alcool. On colore. Dans nos préparations, nous avons toujours employé l'hématéine. La préparation colorée, on éclaircit au xylol. On monte au baume.

CHAPITRE III

L'ENDOTHÉLIUM AMNIOTIQUE NORMAL

Quand on regarde au microscope une membrane amniotique imprégnée à l'argent, on est frappé de la richesse de formes dont, de prime abord, l'individualité saute aux yeux, forme qui varie de grandeur, de configuration et d'ordonnance sur les différents points d'une même membrane.

Cependant on peut dire que, dans leur aspect le plus schématique, les cellules endothéliales affectent la forme d'une figure polygonale très allongée. Elles ont le plus souvent des bords sinueux avec des dents, des festons se pénétrant les uns les autres qui créent un lien très étroit entre les divers éléments. A. Hotz (*lo. cit.*, 6) avait la première signalée ces dents en faisant toutefois remarquer que cette disposition n'existe qu'à la surface et que, dans la profondeur des cellules, les festons s'atteignent seulement par leur pointe.

Sur des préparations où l'imprégnation a été très fine et très nette, on peut voir en outre sur le trajet des festons siéger de petits espaces blanchâtres de dimensions variables (voir fig. 3). Généralement assez petits et ne se laissant découvrir qu'avec l'objectif à immersion, ils peuvent atteindre cependant quelquefois des dimensions qui permettent de les apercevoir à de plus faibles grossissements.

A côté de l'aspect festonné le plus commun, on peut voir la forme à peu près exactement polygonale avec des dentelures très réduites. Ces deux configurations ne sont pas cependant entièrement séparées l'une de l'autre. Il existe des degrés de transition entre la première et la seconde, avec des festons plus ou moins prononcés, des imbrications plus ou moins profondes, Quelquefois une même préparation peut présenter les différents aspects que nous venons de signaler.

Ces ordonnances diverses rencontrées sans qu'on puisse leur assigner de règle fixe ne doivent pas nous étonner. Il y a longtemps déjà qu'on a reconnu que la forme en jeu de patience des cellules n'est qu'un état de repos de l'élément. Dès lors, les variations que nous avons pu observer ne tiennent peut-être qu'à un état de tension plus ou moins grand de la membrane examinée.

Le protoplasma des cellules est homogène. Le noyau d'une grosseur de 10 μ en moyenne, est petit par rapport aux dimensions générales de la cellule. On peut dire, dans la généralité des cas, qu'il occupe environ 1/8 de sa surface. Il prend bien les matières colorantes. Il possède deux à trois nucléoles.

A côté de ces noyaux appartenant en propre aux cellules, il en est une deuxième catégorie à signaler. Ils sont plus gros que les premiers. Disposés sans ordre dans la préparation, on les voit quelquefois au milieu d'une cellule. D'autres fois ils sont à cheval sur les lignes de ciment. On les différencie facilement, parce que n'étant pas sur le même plan que les autres il faut faire varier la vis micrométrique d'environ 2/100 de millimètre pour qu'on puisse les apercevoir nettement.

Mais dans une même préparation, toutes les cellules qui affectent l'une des deux formes ci-dessus décrites n'ont pas des dimensions identiques. On peut rencontrer côte à côte des cellules dont le rapport est susceptible de varier presque du simple au double. Elles possèdent en général deux noyaux tantôt rapprochés, tantôt éloignés. Nous avons même rencontré des cas où les noyaux étaient encore accolés, l'un semblant provenir du bourgeonnement de l'autre. Lange fait remarquer (*loc. cit.*, p. 96) que le plus souvent lorsque les noyaux sont éloignés, au milieu du corps cellulaire existe un resserrement qui pourrait faire penser que cet état binucléé n'est qu'une stade intermédiaire, un état de transition précédant la division du protoplama. Nous avons retrouvé cet aspect sans même que les noyaux fussent bien éloignés (v. fig. 3). Il semble, en effet, conformément à l'opinion émise, que la cellule va se diviser. Mais nous n'avons jamais rencontré dans ces cas d'amorces de ciment partant d'un des bords du rétrécissement pour aboutir à l'autre et faisant prévoir le stade définitif. Müller, Winckler, Kölliker, Hotz avaient les premiers signalé cet état binucléé des cellules, mais sans leur donner un sens.

Cependant il ne faudrait pas croire que l'expression de cellule binucléée doive toujours évoquer en nous l'idée de cellules plus grandes que les autres. On en rencontre assez fréquemment même qui ne présentent pas de dimensions plus grandes que les cellules normales mononucléées.

Mais à ces formes ne se borne pas l'aspect de l'endothélium. Si nous supposons que les festons curvilignes emboîtés dans les festons voisins se développent d'une façon anormale pour affecter des dispositions en crosse ou en volute et décrire des courbes qui vont infléchir sur lui-même le corps cellulaire, nous arrivons à un des aspects les plus riches de l'endothélium amniotique à une ordonnance que Lacroix signalait déjà dans l'endothélium péricardique sous le nom de *cellules amplexiformes*[1]. (voir fig. 2)

Mais cet embrasement d'une cellule par une autre n'est pas toujours très marqué. Les volutes peuvent amoindrir leur courbe, les cellules peuvent moins se pénétrer et la disposition observée peut quelquefois ne rappeler que de très loin l'aspect typique.

Un point mérite d'être noté. Le centre autour duquel se développe cet éventail est toujours occupé par un petit espace blanchâtre de dimensions assez restreintes et tranchant nettement par son aspect pâle sur la coloration des cellules avoisinantes.

Le noyau est, en général, éloigné de ce centre. Il se reporte à la périphérie de la cellule pour en occuper de préférence la partie la plus large. Ce noyau quelquefois unique peut aussi se multiplier. Mais ici comme avant, l'amas nucléaire se porte toujours à la base de la cellule.

[1] Lacroix, *Contribution à l'histologie normale et pathologique du péricarde* (th. Lyon, 1891).

Fréquemment, sur l'étendue des préparations, on rencontre un aspect tout particulier caractérisé par un état bien spécial de la cellule. Celle-ci est désagrégée dans ses parties constituantes. Les limites encore souvent nettes subissent l'imprégnation par l'argent, mais le protoplasma ne se colore plus. On ne trouve plus trace de noyaux. On se trouve en présence d'espaces de coloration brunâtre remplis d'une substance grenue. Quelquefois toute trace de l'élément a disparu.

Ces cellules peuvent se rencontrer à l'état isolé, au sein d'éléments normaux ; mais le plus souvent on en trouve plusieurs réunies et affectant la forme de traînées. La distribution de ces traînées sur les membranes est remarquable. Le plus souvent il y a une ou deux places où on en trouve un grand nombre, alors que plus loin l'amnios en contient très peu ou pas du tout. En d'autres cas, on les trouve disséminées sur de grandes surfaces. Toutefois, en général, on peut dire que ces traînées sont de préférence accumulées en certaines régions. Ces traînées sont tantôt courtes, tantôt longues, elles peuvent se couper et se croiser. Ahlfeld prétend (*loc. cit.*, p. 17) qu'à travers ces « defecte », comme il les désigne, on peut apercevoir, grâce à leur transparence, les couches sous-jacentes. Or, nous avons dit que la caractéristique de ces espaces était leur opacité et nous n'avons jamais pu distinguer à leur travers les noyaux et les éléments de la couche sous-jacente.

Ahlfeld attribue cet aspect aux ongles du fœtus qui, pendant la vie intra-utérine entreraient en contact avec la paroi de la cavité produisant par le grattage les altérations que nous venons de signaler. Or, nous avons examiné les ongles du fœtus à divers âges de la grossesse et il nous a toujours paru impossible que même à terme ils aient une dureté assez grande pour produire de telles destructions. Mais, admettons un instant avec Ahlfeld que son opinion soit vraie. Comment supposer que les ongles puissent arriver à détruire le protoplasma cellulaire, ainsi que le noyau, sans altérer souvent les parois. Celles-ci produisent, en effet, une résistance toute spéciale, signalée successivement par Dohrn (*loc. cit.*, p. 116) et Lauge (*loc. cit.*, p. 98), qui déclare que « l'amnios ne peut être altéré ni par un pinceau qu'on passerait à sa surface, ni par le *grattage.* »

Sur un point d'une préparation et au sein de cellules d'aspect normal, on voit tout à coup les éléments s'allonger et, en gardant un corps rectiligne, prendre une disposition oblique par rapport à un axe idéal sur les bords duquel elles viendraient prendre place. Les cellules sont toujours en rangée double le long de cet axe, rappelant à peu près par cette situation l'aspect des barbes d'une plume autour de la penne qui leur sert de soutien. Quelquefois le lieu de contact de la cellule et de son axe peut être réduit à un point, mais rarement toutefois. Le plus souvent, l'extrémité d'implantation est une zone cellullaire plus étroite cependant que l'autre pôle de la cellule, qui, d'ordinaire, va en s'évasant vers la périphérie. C'est vers ce pôle cellulaire que se dirige le ou les noyaux qui ne se distinguent en rien de ceux des autres cellules amniotiques. Lauge qui, le premier, fait une brève description de cette disposition, dit que chacune de ces cellules ne contient qu'un seul noyau. C'est peut-être là un des aspects les plus fréquents. Mais nous avons aussi trouvé de ces cellules binucléées.

Pour la fréquence de ces groupes cellulaires, on ne peut rien affirmer. Leur présence est très variable.

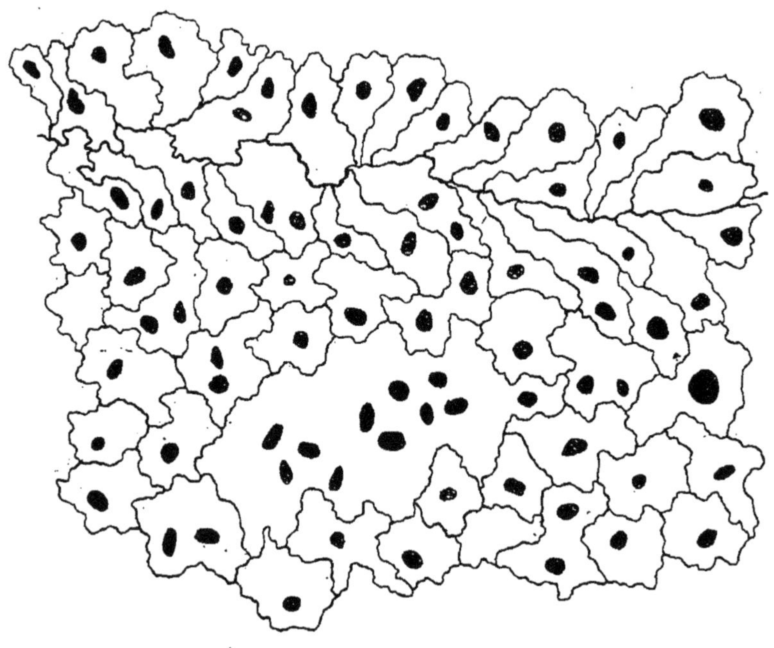

Fig. 1. — Disposition penniforme et cellule polynucléée

Lauge dit qu'on peut en trouver 1 à 2 par centimètres carrés. Nous ne saurions être aussi affirmatif, car il nous a été donné d'examiner beaucoup de préparations où nous n'avons rencontré aucune de ces formes.

Continuant à raisonner d'après l'hypothèse établie, Ahlfeld interprète très facilement la disposition *penni-*

forme des cellules radiées suivant leur axe. Cette ordonnance toute spéciale ne serait, d'après lui, qu'un processus de compensation, un stade faisant suite à l'état de traînées, une manière de cicatrice de ces lésions de grattage. Les cellules détruites une première fois par ce trauma se régénéreraient par la suite et se présenteraient à nos yeux sous la forme signalée. Par une sorte de chimiotactisme négatif, les noyaux de ces cellules se porteraient à la périphérie comme si elles semblaient fuir la lésion.

Il nous semble difficile, après avoir essayé de démontrer le non fondé de l'interprétation des traînées de suivre Ahlfeld dans son raisonnement. Peut-être vaut-il mieux se rallier à l'opinion de Lauge qui ne voit dans cette disposition qu'un état spécial adopté par les cellules amniotiques en voie d'accroissement. Seule leur rareté nous permet d'émettre quelques doutes à ce sujet. Dans tous les cas, les cellules binucléees qui peuvent les constituer ne nous ont jamais montré d'amorces de ciment partant de l'une des parois et pouvant faire songer à une division cellulaire possible.

Quelquefois, on peut voir les éléments, au lieu de s'allonger comme précédemment, se tasser, s'accoler intimement les uns aux autres pour finir par prendre une disposition concentrique en rayons de roue ou encore donner à cette zone de la membrane l'aspect des pétales d'une d'une composée autour du réceptacle central.

Le point qui sert de centre est d'ordinaire assez petit. Si ses dimensions deviennent plus grandes ou si on n'a pas usé d'une solution de nitrate de faible titre. Ce point central va s'imprégner avec intensité, de sorte que le milieu de la rosette sera occupé par un gros amas noirâtre.

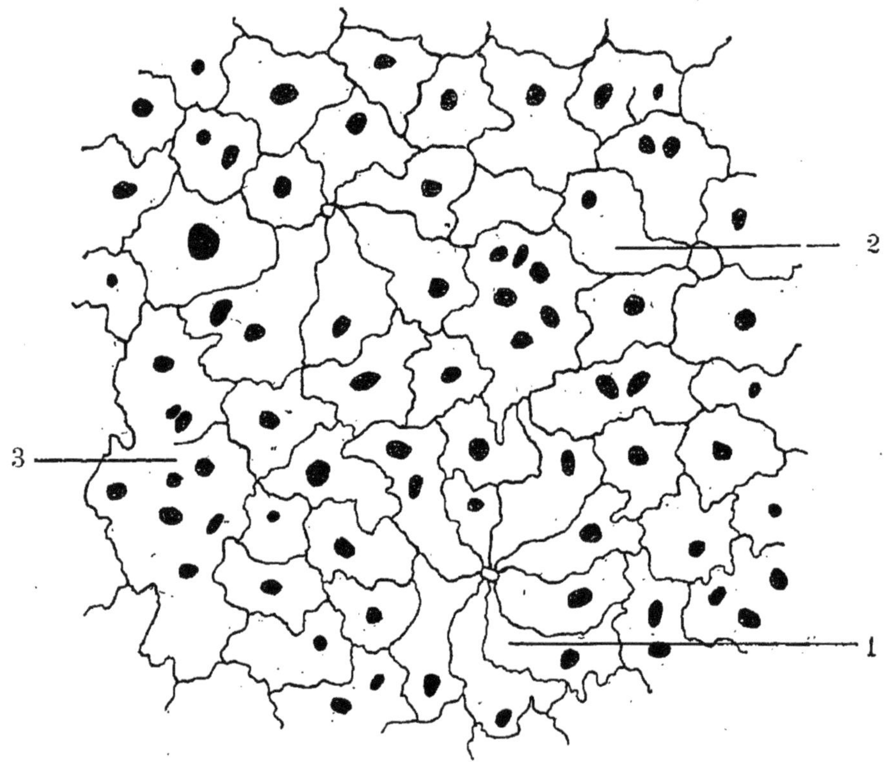

FIG. 2. — Endothelium amniotique normal

1. Disposition amplexiforme.
2. Disposition en rosace.
3. Cellule polynucléée avec une amorce de ciment.

Il nous a été donné de constater des cas où l'espace central, au lieu d'être incolore est occupé par une substance protoplasmique très faiblement colorée et au milieu de laquelle se trouve un noyau imprégné d'une façon plus intense que le protoplasma qui l'entoure. La coloration pâle de ces cellules centrales tranche nettement avec celle des éléments voisins.

Pour expliquer cette disposition il faut envisager les deux cas signalés : *a*) ou bien la zone centrale est occupée par un point fortement coloré en noir par l'argent ; *b*) ou bien la zone centrale est incolore.

Dans le premier cas Ahlfeld donne une explication très simple. Ce sont des cicatrices dans lesquelles l'épithélium se dispose concentriquement autour d'un point. Peut-être n'est-il pas besoin d'aller si loin. Il est probable que nous sommes simplement en présence d'un phénomène résultant de l'emploi de solutions argentiques trop concentrées se disposant avec élection dans certaines régions de la membrane. C'est du moins ce que nous avons obtenu chaque fois que nous avons opéré avec des solutions fortes, tandis qu'avec des solutions faibles nous avons *toujours* eu au centre du corps en rosace une surface blanchâtre, aux bords très nets formés par la réunion des lignes de ciment des cellules voisines, comme si au sein des cellules normales une lésion avait été produite à l'emporte-pièce « *wie mit einem Locheisen ausgechlagen* » (Winckler).

Quelle est donc la signification de cette disposition?

Hüter en 1865 pense que ces zones lacunaires ne sont que des orifices siégeant à la surface de la membrane amniotique, orifices dont il explique la présence en émettant l'hypothèse qu'il se trouve en face d'ouvertures de canaux lymphatiques venant sourdre à la surface de l'amnios.

Winkler croit pouvoir admettre l'existence dans la

couche sous-jacente de canalicules plasmatiques dont les prolongements aboutiraient aux stomates. Cette opinion a été très combattue par de nombreux auteurs qui ont montré que les prétendus canalicules plasmatiques ne seraient pas autre chose que les cellules étoilées de la substance conjonctive.

Winogradow va plus loin et fait remarquer que quelquefois cette ouverture peut être occupée par un élément cellulaire. C'est là l'opinion qui fut reprise ces derniers temps par Ferrari qui voit dans les lacunes des stomates, l'extrémité libre de canaux lymphatiques occupant la couche sous-jacente. Quelquefois, ajoute-t-il, on peut voir un lymphocyte qui aurait remonté les capillaires apparaître à l'orifice et donner l'illusion d'une cellule occupant le centre des corps en rosace.

Kölliker a vu lui aussi ces ouvertures entre les éléments cellulaires, mais il ne donne aucune interprétation.

Lange leur attribue une signification toute spéciale. Considérant que, si on traite la préparation par l'acide acétique, l'espace lacunaire devient plus net, l'acide étant fixé par lui d'une façon plus intense, le contenu de ces points nodaux doit être une substance albuminoïde qui n'est autre que la mucine. Ce qui, d'après lui confirme cette opinion, c'est que, traité par l'alcool, le protoplasma y devient clair, alors qu'il ne change pas de nature dans les éléments voisins.

En présence d'une telle divergence chez les auteurs, à la suite de Léopold, Levison, Lange, nous avons cherché dans la couche sous-amniotique s'il n'existerait pas des voies capillaires dont l'orifice à la surface de la membrane serait représenté par les stomates de Hüter.

Sous l'amnios nous avons piqué la pointe d'une aiguille de seringue de Pravaz, puis grâce à un système de flacons à tubulures avec une pression constante d'environ 25 centimètres d'eau, nous avons envoyé sous la membrane quelques centimètres cubes d'une solution de nitrate à 1 pour 500. Dans cette manœuvre, nous prenons bien soin qu'aucune goutte du liquide ne vienne couler sur la surface libre de l'amnios. On détache l'amnios soulevé par l'injection. On l'expose au soleil pour favoriser la réduction de l'argent, puis on porte la membrane montée sûr une lamelle sous le microscope.

On est frappé à première vue par le riche réseau qui s'offre à l'examen. La préparation est sillonnée par de gros troncs d'où partent des arborisations très fines que l'on voit à un très fort grossissement terminées par une petite extrémité arrondie en forme de boule.

Quelle est la nature de ce réseau? Est-on en présence de canaux véritables?

Jamais, quelle qu'ait été la puissance de l'objectif employé, nous n'avons pu relever sur le trajet des troncs ou des troncules injectés des formes cellulaires qui puissent faire croire à l'existence de parois propres.

Dès lors, nous nous demandons si ces arborescences ne seraient pas seulement des fusées créées artificiellements entre les fibres de la membrane lamineuse par la pression du liquide injecté. Ne nous trouverions-nous pas simplement en présence d'un aspect rappelant les espaces lacunaires mis en évidence sous la cornée par les injections de chlorure d'or ?

Pour toutes ces raisons nous ne saurions rattacher la disposition en rosace et la disposition amplexiforme à l'existence de voies sous-ammiotiques. Ne serait-il pas plus simple de ne voir dans ces ordonnances que des aspects spéciaux propres à une membrane en voie de développement ?

Et cette hypothèse nous amène à signaler dans l'endothélium amniotique des cellules aux dimensions très vastes. Leur protoplasma occupe l'espace de trois ou quatre éléments ordinaires. Leurs bords sont finement dentelés, comme dans les autres cellules, mais l'imbrication est plus profonde. Les prolongements pénètrent plus loin entre les corps cellulaires voisins, s'enfonçant entre eux comme s'ils cherchaient par leurs pseudopodes à disjoindre les cellules voisines. (Fig. 2)

Le protaplasma de ces cellules homogènes est semé de noyaux en quantité considérable. Winckler, Müller n'en avaient signalé que trois au maximum. Il nous a été permis d'observer des cellules qui possédaient six, huit et même jusqu'à onze noyaux. Tous ont leur nucléole. Quelques-uns peuvent être rencontrés accolés l'un à l'autre, surpris encore à l'état bourgeonnant.

Quelle est la nature de ces cellules ? Est-on en présence d'un état définitif ou d'un état transitoire ?

Si c'est un état parfait, on se trouverait en présence d'une surface protoplasmique formée par la fusion de plusieurs cellules. Cet état n'est pas anormal. Des espaces polynucléés peuvent être bien stables et ne manifester aucune tendance à se diviser, conformément aux forces cellulaires qu'on pourrait supposer incluses en eux et susceptibles d'orienter la division. Dans ces circontances l'état plurinucléé n'est nullement un état biologique transitoire précédant le démembrement définitif du protoplasma.

Or, dans le cas qui nous est particulier, il ne semble pas que nous nous trouvions en présence d'un tel état. Au sein de ces masses protoplasmiques nous avons vu des noyaux à l'état bourgeonnant ; d'autres part, nous avons souvent constaté, sur un des points de la paroi, cette tendance au resserrement dont parle Lange à propos des cellules binucléées, en outre nous avons fixé des lignes de ciment encore incomplètes partant d'un des bords de la cellule et tendant à gagner à travers les noyaux la paroi opposée. Pour toutes ces raisons nous tendons à voir dans cette disposition un stade temporaire.

Mais ici nous touchons à une des questions les plus discutées, et les plus incertaines de la cytologie, à la question des cellules polynucléées.

Pour qu'il puisse y avoir régénération cellulaire, le noyau d'une cellule primitive se divise par un processus mitosique ou amitosique. La multiplicité nucléaire prépare la multiplicité cellulaire. Il n'y a qu'un pas à franchir pour dire que tout protoplasma plurinucléé renferme déjà en puissance un grand nombre de cellules. Et, de ce fait, les exemples abondent. Le sac embryonnaire des végétaux phanérogames, le sac embryonnaire de beaucoup d'animaux, pendant la vie fœtale ne sont que transitoirement nucléés.

C'est la signification que nous donnerions aux cellules polynucléées de l'amnios.

Mais est-ce là tout ce qu'on peut penser de ces cellules. Ne seraient-elles pas susceptibles dans l'amnios de revêtir une signification toute particulière.

Un article paru en 1902[1] dans le *Bulletin de la Société anatomique de Paris* au sujet des plaques glycogéniques de l'amnios chez la vache orienta nos recherches dans un sens tout spécial.

Dans une communication faite à l'Académie des Sciences Cl. Bernard [2] établit que la matière glycogène animale chez le fœtus est localisée dès les premiers mois de la vie embryonnaire dans le placenta et les annexes.

Ces cellules glycogènes ont été trouvées par lui sur l'amnios des ruminants et sur l'amnios du porc. Il ne les a jamais trouvées sur l'amnios humain. Peut-être faut-il attribuer ces recherches négatives à ce que Cl. Bernard ayant trouvé les plaques glycogéniques chez le porc au niveau du cordon ombilical, les a recherchées au même endroit chez les autres animaux.

M. Petit d'Alfort [3] fait une étude approfondie de ces plaques chez la vache et nous en donne une descrip-

[1] Petit (G.). Plaques épithéliales de l'amnios chez la vache. (*Bulletin de la Société anatomique*), juin 1902, n° 6, p. 590.

[2] Cl. Bernard. *Compte rendu de l'Académie des Sciences*, t. XLVIII, p. 77, et *Leçons du Collège de France* 1855. t. I, p. 393.

[3] Petit (G.) et Marotel. Organe glycogénique de l'amnios chez la vache (*Bulletin de la Société des Sc. vétérinaires de Lyon*), n° 4, 20 juillet 1903, p. 202.

tion très complète. Il les trouve au voisinage du cordon, à la face interne de l'amnios, sous la forme de petites caroncules blanchâtres faisant saillie sous la membrane. Elles sont formées par un nombre considérable de cellules disposées en assises les unes au-dessus des autres formant par leur disposition des excroissances, des villo-papilles à la surface de l'organe.

L'anatomie du cordon ne ressortit pas de notre étude. Ainsi, nous ne savons pas si de telles formes peuvent exister à cet endroit chez la femme. Mais, dans les autres, l'amnios ne peut-il rien présenter de semblable ?

D'un côté, nous avons fait agir sur les membranes de la teinture alcoolique d'iode acidulée, préparée suivant les principes de Cl. Bernard, et nous avons constaté qu'il est des régions de l'amnios qui possèdent une certaine affinité, une élection spéciale pour l'iode.

D'autre part, nous avons pratiqué des coupes dans l'épaisseur des membranes afin de savoir si les cellules était toujours disposées sur une couche unique.

Nous avons pu voir que, sur la continuité de la membrane, l'endothélium disposé sur une seule assise subissait par endroits une prolifération très abondante, mais qui, chose remarquable, ne produisait aucune saillie à l'extérieur, semblant au contraire s'incruster dans la profondeur vers la couche sous-jacente à l'amnios. Dans ces zones de prolifération les cellules sont disposées sur une épaisseur de six ou sept couches, leurs limites restant très vagues, très floues, à peu près même impossible à reconnaître du côté de la surface libre de l'amnios.

De ces deux faits ne peut-on tirer aucune conclusion ?

En présence de l'affinité spéciale pour l'iode et de la disposition en strates de l'épaisseur de la membrane on pourrait se demander si l'amnios humain ne possède pas comme celui des ruminants des réserves glycogéniques, amas de cellules dans lesquelles, suivant l'expression de Cl. Bernard [1], « *les matières glycogène et amylacée semblent se présenter comme un principe constituant du protoplasma au sein duquel s'accomplit l'évolution organique.* » Nous nous contentons de signaler cette possibilité, le petit nombre des résultats obtenus, ainsi que la rapidité avec laquelle ils ont été poursuivis ne nous permettent pas d'inférer de quelques cas à des principes généraux.

[1] Cl. Bernard, *Lecon sur le diabète et la glycogénie animale*, 1877, p. 502.

CHAPITRE IV

L'ENDOTHÉLIUM AMNIOTIQUE DANS L'ALBUMINURIE

Dans son aspect le plus général et à un examen superficiel on ne peut pas dire que, sous l'influence des toxines albuminuriques, l'endothélium amniotique ait réagi au point de modifier, d'une façon profonde, sa morphologie. Il faut un examen très précis pour trouver les différences qui le séparent de l'amnios normal.

Le plus souvent (50 amnios albuminuriques examinés) on peut dire que les cellules sont ici plus trapues, plus ramassées sur elles-mêmes. Leurs bords sont encore dentelés, sinueux, mais il y a moins de finesse dans le feston, moins de grâce dans les courbes. Les cellules tendent, semble-t-il, à simplifier leur morphologie, elles tendent vers la forme schématique du polygone à bords à peu près rectilignes. On ne rencontre pas d'orifices sur le bord des cellules (fig. 4).

Le protoplasma des éléments est homogène. Le noyau est *très gros* (12 à 15 μ). Alors que dans l'amnios normal il occupait, avons-nous dit, environ 1/8 de la surface de la cellule, ici il en occupe environ 1/3. La couche du protoplasma qui l'entoure est réduite à une bande étroite, comprimée, semble-t-il, entre le noyau et la paroi.

On rencontre à peu près les mêmes aspects complexes que nous avons signalés plus haut.

Les grandes cellules plurinucléées y sont fréquentes, mais les prolongements, les pseudopodes intercellulaires sont ici plus aigus. Tandis qu'à l'état normal on pourrait dire que les parois de ces masses protoplasmiques rappellent par leur disposition sinueuse et aux limites à peu près arrondies, l'aspect général d'une feuille de chêne, dans l'amnios d'une femme albuminurique, les angles très aigus et très nettement coupés sous des incidences diverses se rapprocheraient beaucoup plus de l'aspect d'une feuille de platane.

La fréquence de ces cellules n'est pas ici plus grande que dans l'amnios normal. Les noyaux n'y sont pas en nombre plus considérable.

Comme dans l'amnios normal nous trouvons les cellules amplexiformes avec un centre pâle. Plus souvent qu'ailleurs nous avons remarqué ici que, vers l'extrémité périphérique de la cellule, les noyaux se groupaient par deux ou trois et, dans un cas, nous avons pu saisir la division incomplète de ces cellules.

Mais en revanche nous n'avons *jamais* trouvé de disposition penniforme. Cet état semble propre à l'intégrité absolue de la nutrition. Il ne semble pas devoir être rencontré dans les divers états pathologiques.

Cette constatation négative ne semble-t-elle pas infirmer l'opinion d'Ahlfeld qui voit dans cette disposition un état cicatriciel. Rien ne permet de faire penser que l'enfant d'une mère albuminurique ne soit pas susceptible de se mouvoir au sein de la cavité amniotique et, par suite, ne soit pas capable de produire des lésions de grattage sur les parois. S'il devait y avoir grattage, on trouverait les traces du processus destructif comme du processus cicatriciel, aussi bien dans un cas que dans l'autre.

Très fréquente est ici la disposition en rosace des cellules, avec une caractéristique cependant. C'est que l'espace central est généralement plus grand que dans l'amnios normal.

Nous rencontrons aussi très souvent de petites lacunes au point de croisement de plusieurs cellules.

CHAPITRE V

L'ENDOTHÉLIUM AMNIOTIQUE DANS L'HYDRAMNIOS

Comment se comporte l'endothélium amniotique en présence de cet état particulier qui constitue l'hydropisie de l'œuf ?

Il résulte de nos différents examens de membranes dans les divers cas d'hydramnios que, suivant les lésions qui l'ont produit, nous devons diviser notre exposé en deux grands paragraphes. On sait, en effet, qu'on rattache l'hydramnios à deux causes principales : les causes maternelles et les causes fœtales.

Dans les premières, deux états peuvent entraîner l'hydropisie : la syphilis et l'albuminurie. Celle-là demeurant la plus fréquente. C'est du moins ce que nous avons le plus souvent observé (40 cas d'hydramnios syphilitique pour 1 albuminurique et 1 par malformation fatale).

Mais à côté de cette cause première il en est une seconde très anciennement connue ; c'est celle où, par suite d'un vice de développement du fœtus, un obstacle est apporté à la circulation du sang, obstacle qui provoque le passage du sérum des vaisseaux maternels dans la cavité amniotique à travers le placenta, grâce aux canaux de Jungbluth.

C'est en prenant pour base cette étiologie que nous ferons notre description.

Hydramnios syphilitique.

L'aspect de la membrane est ici absolument remarquable. Ce qui étonne tout d'abord, c'est la *petitesse* des cellules. Elles sont à peu près polygonales, à bords rectilignes se coupant toujours, suivant des angles bien marqués (voir fig. 5).

Le protoplasma, au lieu d'être homogène comme précédemment, est grenu, jonché d'un semis très fin de petites granulations.

Des changements sont aussi à noter dans le noyau. Au lieu d'être rond ou ovale comme dans les cas normaux ou dans l'albuminurie, ou bien il est aplati suivant l'un de ses diamètres avec des extrémités effilées, ou bien il présente sur ses bords des échancrures, des découpures qui l'entament plus ou moins profondément et qui peuvent lui donner un aspect bilobé ou boudiné.

Donc, en résumé, de petites cellules à protoplasma grenu, des noyaux plus ou moins déchiquetés, telle est, nous semble-t-il, la caractéristique des modifications que l'on peut constater dans des cas d'hydramnios syphilitique.

On rencontre bien quelques éléments binucléés, mais ils sont en petit nombre et leurs noyaux sont déformés, comme dans les cellules voisines.

Avec Ahlfeld, avec Viti, nous avons rencontré au sein des membranes des espaces altérés fortement imprégnés par l'argent, mais jamais en assez grand nombre pour qu'avec ces auteurs nous puissions faire de leur présence la caractéristique d'une lésion pathognomonique

Dans l'hydramnios syphilitique, on trouve encore des cellules en rosace, mais elles sont très disséminées dans le champ des préparations.

Lorsque le fœtus est mort, lorsqu'il y a macération du fœtus, l'aspect est tout autre. On constate toujours un désordre profond, une désintégration complète de la membrane. On ne trouve plus de cellules, plus de lignes de ciment, plus de traces de la riche morphologie amniotique. Seulement çà et là quelques noyaux, derniers vestiges de l'état antérieur.

Hydramnios albuminurique.

Nous n'avons observé qu'un cas de ce genre et encore est-il douteux. Aussi, ne le donnons-nous que sous toutes réserves.

Le 6 octobre dernier accouchait à la maternité de la Charité une femme portant un hydramnios de 3 litres environ. L'examen des urines fait par la sage-femme avait, paraît-il, démontré la présence d'albumine. L'analyse renouvelée à l'entrée à l'hôpital ne permit d'en déceler aucune trace. Pas d'œdème des membres inférieurs et des grandes lèvres. Pas de crises d'éclampsie. L'enfant naît vivant et à terme.

Nous avons examiné la membrane amniotique et nous avons été frappé de la grande ressemblance que présentaient les cellules avec celles de l'amnios dans l'albuminurie confirmée. Nous trouvons ici comme là des cellules massives avec de gros noyaux ronds ou ovales au milieu d'un protoplasma à peu près homogène. Nous n'avons pas vu d'espaces polynucléés. A peine avons-nous rencontré quelques rares cellules en rosace. Pas de cellules amplexiformes, ni de cellules penniformes.

Malgré le doute dans lequel pourrait nous jeter l'examen des urines fait à l'hôpital ne confirmant pas celui déjà fait à l'extérieur, l'examen microscopique, par les analogies qu'il nous présente avec les résultats obtenus dans les cas d'albuminurie, nous permettra peut-être de considérer ce cas comme un cas d'hydramnios albuminurique vrai. Nous n'avons pu savoir si un traitement avait été exercé par la sage-femme. Une thérapeutique instituée à temps aurait pu supprimer l'albumine et expliquer sa disparition.

Hydramnios par malformation fœtale.

Vers les derniers jours de septembre dernier accouchait, à la Maternité de l'Hôtel-Dieu, une femme qui présentait un hydramnios très volumineux, 6 litres environ. Chez elle, aucun antécédent spécifique n'a pu être relevé, on n'a constaté aucun accident présent. Pas d'albuminurie. L'enfant meurt au bout de cinq jours, après avoir présenté des vomissements bien intenses survenant 2 à 3 minutes après l'ingestion du lait et empêchant toute nourriture. A l'autopsie on trouve une imperforation complète du duodénum au niveau de la tête du pancréas et un cæcum également imperforé.

Nous faisons l'examen de la membrane amniotique.

Les cellules offrent une disposition identique à celle qu'on observe dans l'endothélium normal. Comme ici, les cellules sont polygonales, à bords finement dentelés. Le protoplasma en est homogène. Le noyau rond ou ovale occupe environ 1/8 de la surface cellulaire. On retrouve, bien qu'en moins grande quantité, les différents aspects déjà signalés. Cellules amplexiformes, penniformes (ces dernières en très petit nombre), en rosace.

Dans ce cas, l'absence complète de lésions syphilitiques chez la mère et le contrôle de l'examen histologique nous permettant de constater qu'il n'y avait aucun changement dans la morphologie cellulaire, ne pourrions-nous pas dire que l'examen histologique contrôle les divisions cliniques et qu'il existe bien deux sortes distinctes d'hydramnios, l'une d'ordre biologique, l'autre d'ordre mécanique.

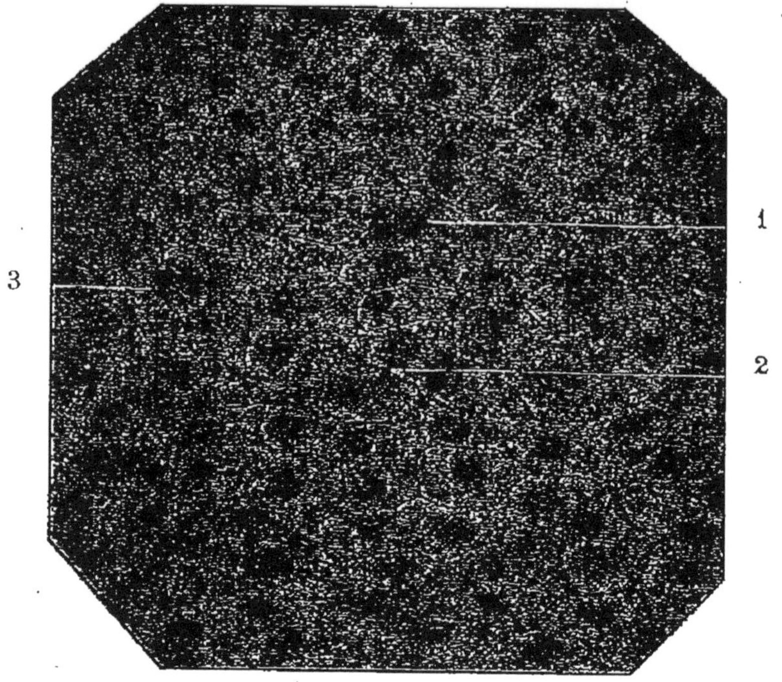

Fig. 3 — Endothélium d'Amnios normal.

(Les 3 photographies sont obtenues d'après des préparations microscopiques. Objectif 1/12 immersion Leiss — oculaire 2.)

1. Cellule binucléée. — 2. Ouverture sur la paroi d'une cellule. — 3. Cellule binucléée de Lange.

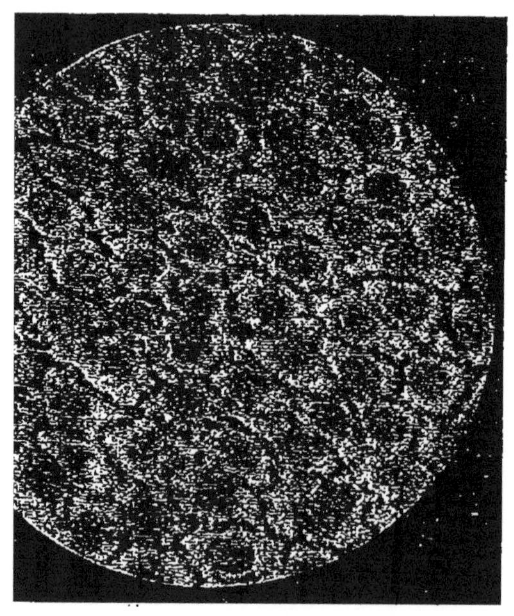

- Endothélium d'Amnios albuminurique.

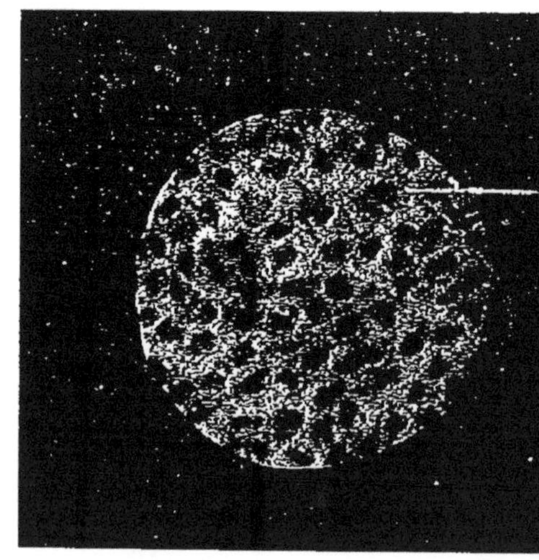

Fig. 5 — Endothélium amniotique dans d'hydramnios syphilitique.

1. Cellule binucléée.

CONCLUSIONS

I. L'endothélium amniotique envisagé chez la femme à terme, possède une individualité propre.

Il est formé de cellules qui, le plus souvent, polygonales, à bords dentelés, peuvent affecter des formes très complexes.

II. L'endothélium amniotique d'une femme atteinte d'albuminurie diffère de celui de l'amnios normal. Les cellules sont plus massives et les bords plus grossièrement dentelés.

III. Dans l'hydramnios, il y a deux cas à considérer.

A. Hydramnios par cause maternelle.

a) *Hydramnios syphilitique.* Les cellules de l'endothélium amniotique sont très petites, de forme nettement polyédrique, à bords rectilignes, ainsi que nous l'avons maintes fois constaté avec M. le professeur agrégé Fabre.

b) *Hydramnios albuminurique.* Les cellules, par leur forme massive, rappellent tout à fait l'aspect observé dans l'albuminurie simple.

B. *Hydramnios avec malformation fœtale.*

L'endothélium amniotique présente tous les caractères de l'endothélium normal.

Dans la macération du fœtus, il y a destruction complète de tous les éléments cellulaires, avec seulement conservation de quelques noyaux.

Lyon — Imp. A. REY, 4, rue Gentil — 31389

www.ingramcontent.com/pod-product-compliance
Ingram Content Group UK Ltd.
Pitfield, Milton Keynes, MK11 3LW, UK
UKHW012111240726
13965UKWH00004B/1699